AF391254

# LETTRE ADRESSÉE

## A

# L'INSTITUT

## (ACADÉMIE ROYALE DES SCIENCES)

## SUR LA QUESTION

# DES EMBAUMEMENS,

## PAR J.-N. GANNAL.

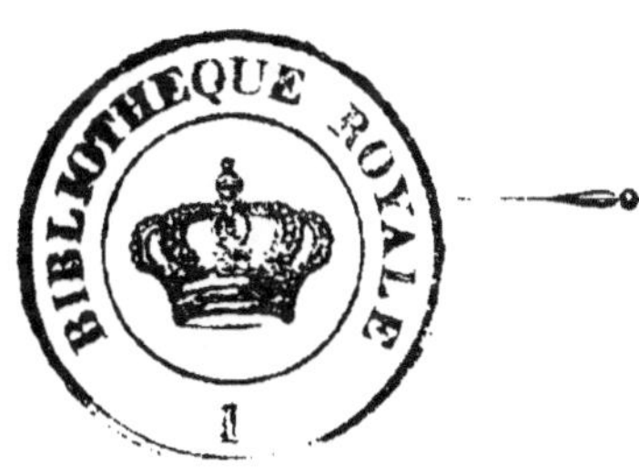

## PARIS.

IMPRIMERIE LE NORMANT, RUE DE SEINE, 8.

AOUT 1845.

Paris, le 6 août 1843.

A

# MONSIEUR LE PRÉSIDENT

## DE L'ACADÉMIE DES SCIENCES.

---

Monsieur le Président,

Un médecin a eu l'honneur de lire devant vous, à votre dernière séance (1), une *Note*

---

(1) Dans son compte rendu de la séance du 7 août, à l'Académie des Sciences (feuilleton du *Journal des Débats*), M. Donné dit *qu'il a éprouvé un sentiment pénible en entendant une lecture dans laquelle il s'agissait moins de science que d'intérêt industriel.* La lecture que j'ai faite et dont parle M. Donné n'était point une communication, mais une défense contre des attaques malveillantes et mensongères. Il ajoute : *que j'ai bien fait de profiter de la permission qui m'était donnée de défendre l'industrie que j'exploite.* M. Donné aurait-il trouvé plus juste, qu'ayant été attaqué devant l'Académie des Sciences, il me fût interdit de m'y défendre! Si M. Donné avait des notions de justice bien précises dans sa cervelle,

*sur l'Embaumement par injection d'un liquide dans les artères.* Dès le début, la jeune inexpérience de l'auteur a paru comme frappée d'une révélation; et la lumière qui a lui à ses yeux, il est venu vous la présenter. « Une erreur « générale parmi les médecins, a-t-il dit, con- « siste à penser que la méthode d'embaume- « ment par injection d'un liquide dans les ar- « tères, est une propriété particulière. »

Cette erreur *prétendue* dans une classe d'hommes éminemment éclairés, serait un premier

---

il aurait éprouvé le sentiment pénible dont il parle, huit jours plus tôt : car la communication qui m'a appelé à la tribune de l'Institut était, *elle*, une mauvaise action, et non pas ma défense. Quoi de plus légitime en effet que la défense? J'avais d'ailleurs bien senti l'inconvenance de l'attaque en pareil lieu, puisque je me suis cru obligé de déclarer que je n'avais point de connivence avec l'agresseur.—M. Donné d'ailleurs ne s'étonnerait pas de l'émotion que j'ai éprouvée en faisant cette déclaration, s'il se trouvait comme moi exposé à se voir voler le fruit de ses veilles; car il comprendrait ce qu'il y a de pénible à lutter incessamment contre les *écumeurs de science.* Mais au train dont va M. Donné, il n'aura jamais à ressentir ces émotions, surtout avec des feuilletons où la partialité révoltante et la mauvaise foi le disputent à l'ineptie. M. Donné dit dans son feuilleton, après un assez long préambule, qu'il va examiner la question; ceci signifie pour un homme de bonne foi l'attaque et la défense. Ce n'est pas ce que fait M. Donné pourtant; il reproduit en entier l'attaque, puis, au lieu d'en faire autant pour la défense, il émet sous forme de propositions incontestables, une série d'insinuations perfides et d'assertions mensongères. — Le journal où vous écrivez, Monsieur Donné, possède, heureusement pour lui, d'autres chances de succès que vos feuilletons !

fait digne de remarque; pourtant elle s'expliquerait encore par la nature même des matières sur lesquelles elle porte, car elle rentre tout entière dans des questions de droit, questions étrangères aux études des médecins.

« Cette erreur, dit le jeune auteur, est d'au- « tant plus accréditée, *qu'en* 1840 *un médecin* « *fut condamné comme contrefacteur, pour avoir* « *employé la méthode dont il s'agit.* »

Voici une seconde proposition plus sérieuse encore que la première, puisque celle-ci consiste à dire que les médecins ont pu se tromper sur une question de droit, et que celle-là déclare que les magistrats ont partagé l'erreur des médecins.

Vous avez entendu là, Messieurs, une lecture bien étrangère aux matières qui sont l'objet accoutumé de vos méditations, et pour ce qui me touche, je le regrette vivement, parce que j'aurais voulu voir tout le monde se renfermer ici dans les limites de la science, et se rappeler le respect dû aux hommes qui la représentent (1).

(1) Je me suis demandé bien des fois quel motif avait pu déterminer ce jeune docteur à m'attaquer. Il n'est pas praticien; il n'est pas dans une position qui lui offre l'occasion de faire des em-

Je renvoie donc à d'autres circonstances le soin d'exprimer au jeune homme qui vous a entretenu de moi, toute ma vive reconnaissance. Je dois seulement déclarer ici solennellement, et sur mon honneur, qu'entre lui et moi, il n'y a eu aucune connivence; que je ne l'ai poussé d'aucune manière aux éclats d'une publicité que je ne me serais point permise, même indirectement, dans cette enceinte, quoiqu'elle dût me profiter; qu'enfin je ne le connais pas.

Cette déclaration, je me la dois à moi-même, je la dois surtout à vous, Messieurs, qui avez jugé et récompensé des travaux devenus la propriété de tous par le fait seul de la récompense qu'ils ont reçue : je veux parler de mes *travaux sur la conservation des cadavres desti-*

---

baumemens. — Dira-t-on que la question de droit l'a seule passionné? Mais il ne l'a pas abordée, mais les hommes compétens ont prononcé, mais... — J'ai souvenir qu'à l'époque où je réglais mes comptes avec M. le docteur Pasquier, ce jeune homme vint offrir dans plusieurs journaux un article contre moi, article qui fut refusé. Le jeune aide-major a-t-il des relations avec le chirurgien en chef dés Invalides!... — Se serait-il posé en champion du corps des médecins? Mais il n'y a pas lieu à cette prouesse, car voici la vérité des faits : Sur *dix embaumemens que je pratique*, huit au moins me sont commandés par les honorables praticiens qui ont soigné les malades. Dans cette dernière supposition donc, le jeune lutteur serait le représentant d'une minorité faible, très-faible, mue par des instincts d'avidité mercantile.

*nés aux études anatomiques*, par le moyen d'une injection à travers les artères, travaux dont une lettre ministérielle DU 4 MARS 1833 vous prie d'apprécier la valeur.

« Mon but, a continué le jeune médecin, est « de prouver que cette méthode était connue « avant que personne n'eût songé à s'en assu- « rer la propriété. »

Je n'ai point l'intention de suivre l'auteur dans le long exposé historique qu'il a fait devant vous, Messieurs, sur les embaumemens dans les différens pays et à différentes époques. Je suis heureux de voir qu'il a pu lire avec quelque fruit mon *Histoire des Embaumemens* ($2^e$ *édit.*, *Paris*, 1839).

Voici, sans aucun préambule, les preuves de l'auteur et ses conclusions :

« J'arrive enfin à la méthode par injection. « M. Berzélius l'a expressément indiquée dans « le tome septième de sa *Chimie*, traduit en 1833. « Il parle d'un sujet qui fut parfaitement con- « servé au moyen d'une injection de vinaigre « de bois à travers l'artère poplitée. Mais voici « un document plus explicite : »

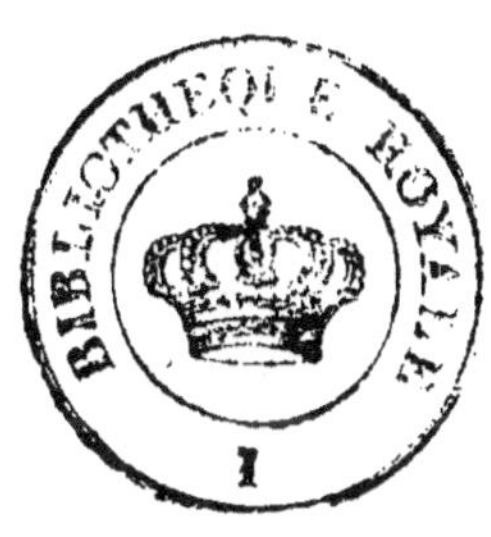

### De l'emploi de l'arsenic pour la conservation des cadavres, par M. le docteur TRANCHINA.

« Depuis quelque temps les journaux italiens parlaient d'une méthode miraculeuse employée par le docteur Tranchina pour conserver les cadavres. Chacun avait le plus grand désir de savoir quelle était la substance qui s'opposait avec tant d'efficacité à la corruption des corps. Ce désir a été satisfait ; M. Tranchina vient de déclarer publiquement, dans une séance solennelle, à l'hôpital de la Trinité de Naples, en présence du général Alvarez et des plus grandes notabilités médicales, civiles et militaires, que la substance dont il se sert avec tant d'avantage depuis plusieurs années, est l'arsenic.

« Toute l'opération consiste dans l'injection, par l'artère carotide gauche, au moyen d'une seringue, d'une solution (1) de deux livres d'ar-

---

(1) Nous voici arrivé à ce que l'auteur appelle ses preuves, au passage du docteur Tranchina qui, au dire même de M. Donné, n'a aucune valeur probante, puisque l'injection, selon lui, est pratiquée par les médecins de temps immémorial. Examinons la valeur scientifique de ces procédés de conservation : Vous voulez *injecter par l'artère carotide gauche deux livres d'acide arsenieux coloré avec un peu de minium ou cinabre en solution dans vingt livres d'eau de fontaine.* Mais vous n'y pensez pas ! L'acide arsenieux est bien soluble dans l'eau, il est vrai, *seulement dans la proportion d'un kilogramme d'arsenic pour quatre-vingts kilogrammes d'eau.* Voilà une

senic, coloré avec un peu de minium ou de cinabre (1), dans vingt livres d'eau de fontaine, ou
mieux encore d'esprit-de-vin. S'il y a des signes
d'un commencement de putréfaction des intes-
tins, il faut, à l'aide d'un trois-quarts, introduire
le même liquide dans la cavité abdominale. En
employant l'esprit-de-vin, toutes les parties du
cadavre conservent beaucoup plus longtemps
leur fraîcheur et cette fermeté qui est nécessaire
*pour les préparations anatomiques.*

« Tel est le procédé au moyen duquel un cadavre peut être maintenu pendant plus de deux
mois sans odeur ni altération ; il conserve sa
fraîcheur, sa flexibilité et sa couleur natu-
relle (2). Ensuite il se dessèche, durcit, prend

---

première difficulté à laquelle vous n'avez pas réfléchi. Il en est une
seconde non moins grande, c'est que, *dans le cadavre d'un adulte
de forte constitution, il est impossible d'introduire par l'injection
plus de cinq litres de liquide.* Tous ceux qui ont injecté des cadavres
savent cela.

(1) Quelle est votre intention, docteur, en ajoutant une faible proportion de *minium* ou de *cinabre?* Vous voulez colorer le derme du
sujet, n'est-il pas vrai? Eh bien! c'est pour les gens du monde que
vous contez ces sornettes. Car jusqu'ici il a été impossible d'arriver
à ce résultat; j'ai fait pour ma part plus de mille expériences infruc-
tueuses.

(2) Mais il laisse dégager de l'hydrogène arsénié : la commission
de l'Académie des Sciences et celle de l'Académie de Médecine ont
constaté le fait.

une couleur obscure, et se maintient dans cet état pendant de longues années (1).

« M. Tranchina a aussi essayé de combiner l'arsenic à la préparation ordinaire des injections qui, comme on le sait, se solidifie en se refroidissant; il a injecté ainsi le cadavre d'un enfant qui s'est parfaitement conservé.

« En récompense de cette découverte, M. le docteur Tranchina a reçu du roi de Naples la décoration de l'ordre de François Ier, une somme de 3000 ducats, et, de plus, il a été nommé chirurgien militaire en second (2). »

Cet article est extrait de la *Gazette des Hôpitaux*, n° du 7 juillet 1835 (3).

---

(1) Vous avez raison : les choses se passent de la sorte, si les cadavres restent exposés à l'air. — Mais savez-vous ce que deviennent *les cadavres qui, après cette préparation, sont immédiatement renfermés dans un cercueil?* — Ils se conservent à plus forte raison, allez-vous dire. — C'est ce qui vous trompe, savant conservateur, ils se détruisent rapidement. Cela ne vous occupera guère, si vous partagez l'opinion du docteur Donné, qui ne trouve l'embaumement utile que pour une semaine ou un peu plus !

(2) Bien des personnes pourront s'étonner de voir le gouvernement napolitain récompenser si magnifiquement le docteur Tranchina pour une découverte qui avait été publiée plus de deux ans avant qu'il parlât de la sienne !

(3) Je suis bien fâché de ne pouvoir accorder à M. le docteur Tranchina ce que mes très-honorables compatriotes veulent bien me ravir pour en gratifier un étranger; mais ils n'ont pas remarqué que le rapport que M. le docteur Breschet a présenté à l'Académie de

« Le brevet d'invention de M. Gannal est du mois de septembre 1837.

« Il est bien entendu que je ne saurais douter de la bonne foi de M. Gannal. Malgré le soin minutieux avec lequel il a recherché tout ce qui a rapport aux embaumemens, un fait essentiel et récent lui a échappé.

« Il restera à M. Gannal le mérite d'avoir
« donné à la méthode plus d'autorité et de pu-
« blicité (1). Il lui restera aussi le droit exclusif
« d'employer le liquide mixte spécifié dans le
« mémoire descriptif à l'appui de sa demande
« de brevet (2). Mais je dois dire, à ce dernier
« égard, que les solutions d'arsenic et de su-
« blimé, dont chacun peut se servir, sont pré-
« férables à tout autre liquide (3).

---

Médecine porte la date du 18 juin 1835, et que c'est à la fin de cette même année que l'Académie des Sciences m'accorda une médaille d'encouragement pour la même découverte.

(1) Je demanderai au jeune homme ce qui lui resterait *à lui*, si malheureusement il venait à perdre la facilité d'élocution qu'il possède.

(2) Jusqu'à ce jour, les ignorans et les gens de mauvaise foi croient ou veulent croire que toute la question de cette grande série de travaux consiste dans une simple injection. Les hommes de bonne foi, et surtout les savans étrangers qui ont visité mon cabinet, sont convaincus qu'il n'en est pas ainsi.

(3) Pour affirmer, en face de l'Académie des Sciences, l'efficacité de l'arsenic et du sublimé-corrosif comme substance conservatrice

« En résumé, j'ai voulu prouver que tout
« médecin a le droit de pratiquer l'opération
« de l'embaumement par injection, à la condi-
« tion d'employer un autre liquide que celui de
« M. Gannal. »

Résulte-t-il des faits cités que je n'ai *pas le
droit exclusif* de pratiquer l'embaumement par
injection? Nullement; cette conséquence ne résulte pas plus des travaux du docteur Tranchina *qu'elle ne résulte de la partie des miens
que j'ai rendus publics.*

Pourtant le jeune auteur le croit, et cette vue
de son esprit, il la prend et la donne pour une
révélation, une illumination qu'il vient porter à
la connaissance du monde médical par la voie
la plus élevée et la plus auguste dans la science.

Dieu veuille que cette jeune intelligence fonde
sur des bases plus solides l'espoir d'un brillant
avenir; car, dans cette circonstance, l'auteur
n'a fait preuve que d'une rare irréflexion et
d'une coupable légèreté (1).

---

dans les embaumemens, il faudrait avoir au moins une preuve à
l'appui de son assertion, et je porte le défi le plus formel de la fournir.
Si je voulais faire rire le public aux dépens de quelques hommes graves
et très-haut placés dans la société, je n'aurais qu'à citer quelques embaumemens faits par eux. Ces citations prouveraient au moins toute
leur ignorance dans la matière.

(1) A moins cependant qu'il n'ait été alléché par le résultat qu'ont

En droit : s'il eût consulté l'homme le moins versé dans la matière, il eût appris, et les analogues ne lui eussent point manqué, que la conquête d'un principe à la science et son application industrielle, sont deux faits distincts, et tellement distincts, que l'industriel qui prend un brevet dans ce cas ne doit aucun compte au savant qui a posé le principe.

Voilà le droit dans cette matière.

Je raisonne ici, l'Académie le comprend, dans la supposition la plus défavorable, et je me mets dans une position qui n'est pas la mienne ; car pour ce qui regarde la conservation des cadavres et les embaumemens, je suis en même temps et le savant qui pose le principe et l'industriel qui prend le brevet.

Mes travaux sur la conservation remontent authentiquement à une époque antérieure à 1833 ; et l'application de mes procédés aux embaumemens est et reste la première application faite

---

obtenu, depuis quelque temps, quelques-uns de mes confrères les embaumeurs, en pratiquant des embaumemens qu'ils font payer 18,500 fr., et même quelquefois 40,000 fr. Mais que le jeune médecin ne s'abuse pas ; si quelques familles, pour échapper au scandale, payent, d'autres pourraient bien s'adresser aux tribunaux pour réclamer une équitable appréciation.

dans le but de la conservation indéfinie des corps destinés à la sépulture.

C'est pour cette raison que mon brevet est inattaquable.

Ce n'est point ici le lieu de démontrer que l'embaumement pratiqué comme l'indique le jeune auteur est inexécutable ; je ne veux point abandonner la question de droit, la seule soulevée devant vous, Messieurs, et à mon vif regret, je le répète.

Voici comment cette question se formule pour ce qui me concerne : *M. Gannal a bien et légitimement pris un brevet pour avoir le premier appliqué l'idée de la conservation par l'injection d'un liquide à travers les artères, dans la pratique des embaumemens ;* et j'ajoute : il résulte des travaux entrepris par l'Académie de Médecine et par l'Académie des Sciences, pour apprécier la valeur de ses recherches, que *M. Gannal est aussi le premier qui ait établi, comme savant, le principe sur lequel repose son brevet industriel.*

Il est important de bien établir ces faits, et dans l'intérêt des cessionnaires de mon brevet pour quarante-huit départemens, et pour l'édification des embaumeurs dans les trente-huit départemens où personne jusqu'ici n'a été substitué par moi à mes droits.

Il m'en coûte beaucoup, Messieurs, d'entrer devant vous dans ces détails ; mais d'imprudentes attaques m'en font un devoir.

S'il était permis à un homme déjà avancé dans la vie, signalé par quelques travaux utiles, d'adresser à un jeune homme de sages conseils, je dirais à l'auteur de la note sur les embaumemens : gardez-vous d'abord et par dessus tout de l'enivrement d'une parole sonore ; gardez-vous de la légèreté dans les affaires sérieuses ; préservez votre cœur de la malveillance sollicitée ou spontanée ; enfin ne vous faites point le champion d'hommes forts qui ne réclament point votre appui et qui sont capables de se défendre, s'ils se croient lésés.

Cette dernière recommandation me paraît d'autant plus importante que je compte pour moi le bienveillant appui et les sympathies de l'immense majorité des praticiens les plus honorables.

Permettez-moi, Messieurs, de faire remarquer, en terminant cette lettre déjà bien longue, que l'auteur de la note à laquelle je réponds n'a rien avancé de nouveau, n'a soulevé contre mon système aucune objection qui n'ait été produite et réfutée depuis longtemps. On a parlé d'un médecin condamné comme contrefacteur pour avoir pratiqué mon procédé. Ce médecin a dit et fait dire par son habile défenseur tout ce que l'on a répété devant vous. Il a parlé de Tranchina et de Berzélius, appuyant ses prétentions et son système de défense sur des Mémoires et Consultations délivrés par MM. Orfila, Blandin et Velpeau.

Tout cela n'a rien fait devant la justice qui a reconnu et proclamé mon droit par un jugement solénnel.

J'ai l'honneur d'être avec le plus profond respect,

Monsieur le Président,

Votre très-humble serviteur,

GANNAL,

Rue de Seine, 6.